Receitas Aumento Testosterona

Francisco Alcaina

Receitas Aumento Testosterona

Published by Francisco Alcaina

Dedico este livro a todos os homens que têm sofrido com esse problema e decidiram deixá-lo permanentemente.

Não sei como agradecer minha parceira por seu apoio durante o problema e pela sua ajuda.

A atual felicidade compensa todo o esforço.

Agradeço muito a meus filhos, Irene e Gerard por sua compreensão e carinho.

Tabla de conteúdos

Introdução

Neste livro temos a solução, uma maneira de curar o seu Baixo Nível de Testosterona para sempre. E o programa não só funciona para pessoas com Disfunção Erétil. Ele funciona em qualquer homem que sente uma perda de vitalidade e força, e quer se sentir novamente como um "verdadeiro homem".

Se você acha que a Testosterona Baixa pode ser a causa de sua Disfunção Erétil e a razão das alterações em sua saúde emocional e a perda de energia e vitalidade, agora você pode se sentir melhor, mais forte e como antes, seguindo o Programa de Aumento Natural da Testosterona.

Se sentir de novo como quando era adolescente.

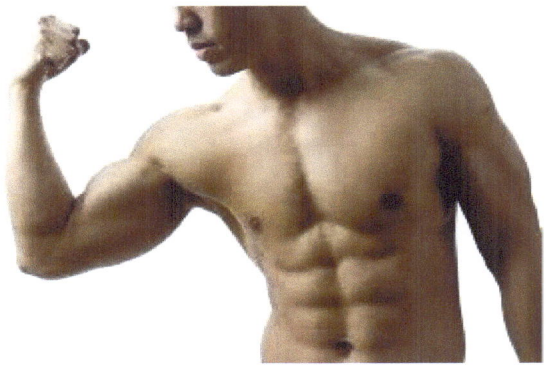

Com estas receitas, você **aumentará seus níveis de testosterona em 14 dias**, pela adição de alimentos e suplementos e a eliminação de alguns deles de sua dieta diária, não é fazer um tratamento, deve mudar seus hábitos de alimentação. Todas as sugestões deste programa são suportadas pela extensa pesquisa médica.

Comece hoje a recuperar sua masculinidade!

Receitas para Aumentar os Níveis de Testosterona

Os alimentos e nutrientes que você come são muito importantes no controle de seus níveis de testosterona, aqui incluímos várias receitas que ajudam você a aumentá-los.

Estas receitas são deliciosas e aumentarão naturalmente seus níveis de testosterona.

Elas contêm muitos dos ingredientes descritos no Tratamento, para aumentar a produção de testosterona naturalmente.

Receitas

Café da manhã

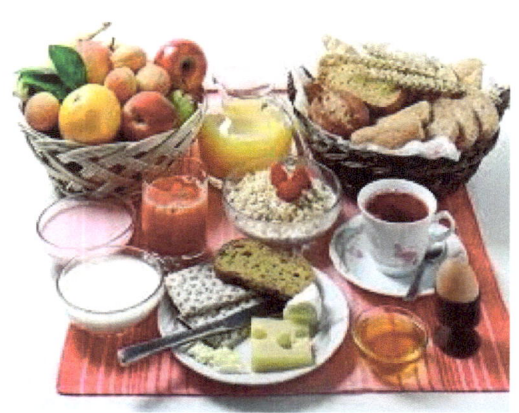

Batido de Café da Manhã

50 gramas de manteiga de leite orgânico

50 gramas de proteína em pó, não desnaturada

4 ovos inteiros orgânicos

1 colher de azeite

1 colher de chá de gengibre em pó

1 colher de sopa de pó de Ashwagandha (ou qualquer outra erva de aumento de testosterona)

50 cl. de leite cru, se você não pode obter o leite cru, pode usar leite integral

Baunilha orgânica (a gosto)

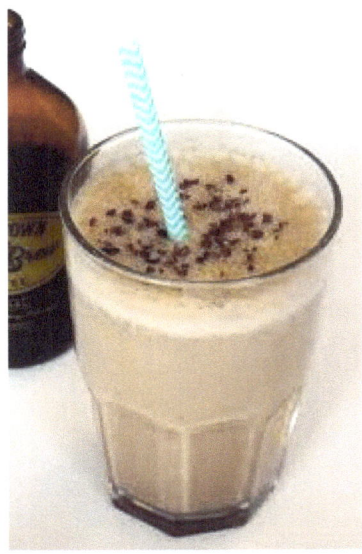

Misturar todos os ingredientes em um liquidificador e beber

Omelete de Feijão

2 colheres de coentro fresco picado

¼ colher de chá de sal

4 claras de ovos grandes

1 ovo

½ xícara de feijão preto cozido, lavado e escorrido

¼ xícara de cebolinha picada

¼ xícara de queijo cheddar magro picado

¼ xícara de molho (a gosto)

Spray de cozinha

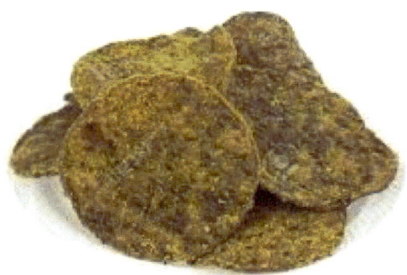

Misturar os 4 primeiros ingredientes em uma tigela média, mexendo com um batedor. Misturar o feijão, cebola, queijo e salsa em uma tigela média.

Aqueça uma frigideira antiaderente, com o spray de cozinha a fogo médio. Despejar a mistura do ovo na frigideira; deixar cozinhar levemente.

Inclinar a frigideira e levantar suavemente as bordas da omelete com uma espátula; permitir a parte crua fluir sob a porção cozida.

Cozinhar 3 minutos; virar a omelete.

Colocar o feijão no meio da omelete.

Soltar cuidadosamente a omelete da frigideira com uma espátula; dobrar ao meio.

Cozinhar 1 minuto ou até o queijo derreter.

Colocar a omelete num prato; cortar ao meio.

Omelete de Espinafre

2 ovos

1 xícara de folhas de espinafre

1 ½ colheres de queijo parmesão ralado

1 pitada de gengibre em pó

1 colher de chá de cebola em pó

Sal e pimenta a gosto

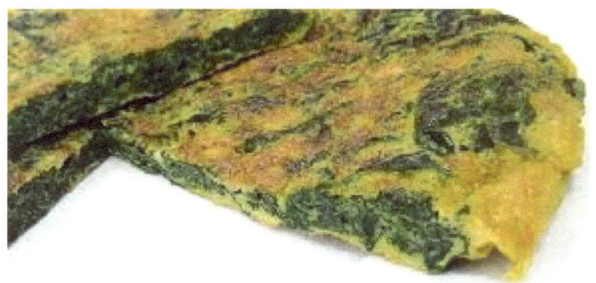

Em uma tigela, bater os ovos e adicionar o espinafre e queijo parmesão.

Temperar com cebola em pó, noz-moscada, sal e pimenta.

Em uma frigideira pequena, colocar spray de cozinha e em fogo médio, cozinhar a mistura do ovo cerca de 3 minutos, até cozinhar um pouco.

Virar com uma espátula e continuar cozinhando por 2 a 3 minutos.

Reduzir o fogo e continuar cozinhando de 2 a 3 minutos ou até o ponto desejado.

Mistura de sementes de linho

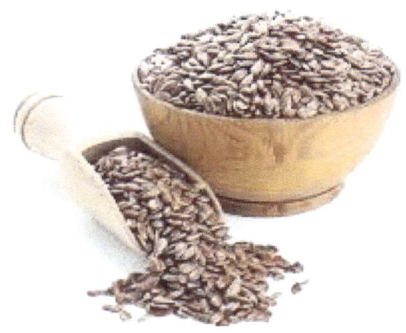

Misturar as sementes de linho com seu café da manhã favorito, bem como iogurte, na massa de panquecas, aveia, ou adicionar em um batido.

Repolho e ovos mexidos

1 fatia de bacon, picado

2 ovos caipiras, ligeiramente batidos

2 xícaras de repolho picado

Sal e pimenta a gosto

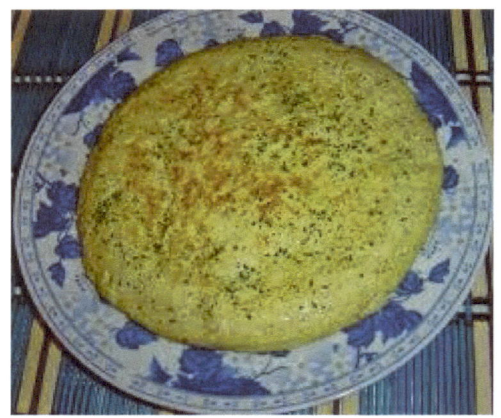

Aquecer uma frigideira pesada (ferro fundido é ideal) e colocar o bacon.

Deixar sair a gordura do bacon.

Acrescentar o repolho picado e refogar por um minuto com o bacon.

Despejar os ovos batidos sobre o repolho e bacon, mexer até que os ovos estejam feitos, a gosto.

Temperar com sal e pimenta, a gosto.

Omelete em Sacola

2 ovos

2 fatias de presunto, picado

½ xícara queijo Cheddar baixo em gordura

1 colher de cebola picada

1 colher de pimentão verde picado

2 colheres de tomate picado

1 colher de molho

2 cogumelos, fatiados

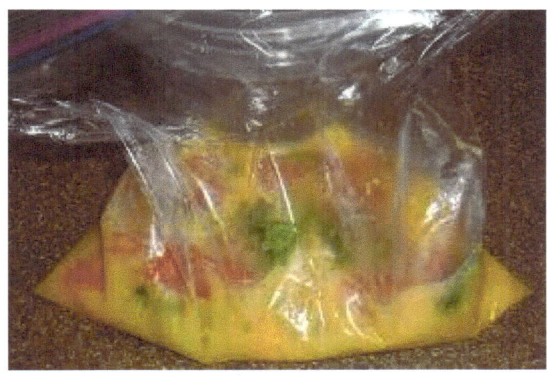

Quebrar os ovos em um saco de congelar/cozinhar grande.

Remover a maior parte do ar e selar.

Agitar ou pressionar para bater os ovos.

Abrir a sacola e adicionar o presunto, queijo, cebola, pimentão, tomate, molho e cogumelos.

Extrair todo o ar que poder e selar a sacola.

Levar uma panela grande com água a ferver.

Colocar até 8 sacos ao mesmo tempo no água fervendo.

Cozinhar por 13 minutos.

Abrir a sacola e deixar cair a omelete em um prato.

A omelete deve cair facilmente.

Omelete de Camarão

1 cebola picada

1 dente de alho picado

½ xícara de cogumelos picados

¼ xícara de pimentão verde picado

12 camarões médios; sem pele e sem veias

5 ovos

½ xícara de leite

1 colher de chá de curry em pó

Sal e pimenta a gosto

1 colher de azeite

1 xícara de queijo Cheddar baixo em gordura

1 tomate picado

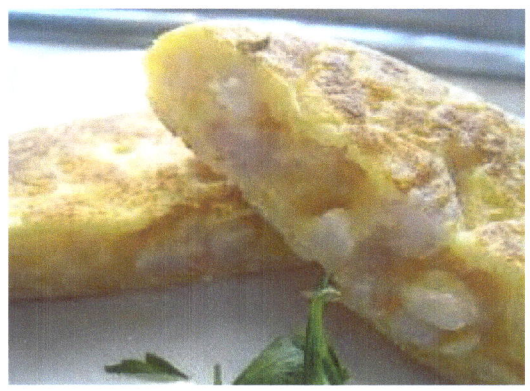

Numa frigideira antiaderente média em fogo médio, cozinhar a cebola, alho, cogumelos e pimentão até que estejam macios, cerca de 5 minutos, misturar os camarões e cozinhar até que estejam opacos.

Retirar do fogo e reservar.

Em uma tigela média, bater os ovos e o leite.

Misturar o curry, sal e pimenta a gosto.

Aquecer o azeite em uma frigideira em fogo médio.

Despejar a mistura de ovo e cozinhar por 5 minutos ou até que esteja ao seu gosto.

Colocar a mistura de queijo, tomate, cebola e camarão.

Dobrar a omelete sobre o recheio e servir quente.

Milkshake de Banana, Mirtilos e Sementes de Linho

½ xícara de mirtilos frescos ou congelados

1 banana média

8 onças de leite de amêndoa

Suco de ½ limão

1 colher de chá de sementes de linho

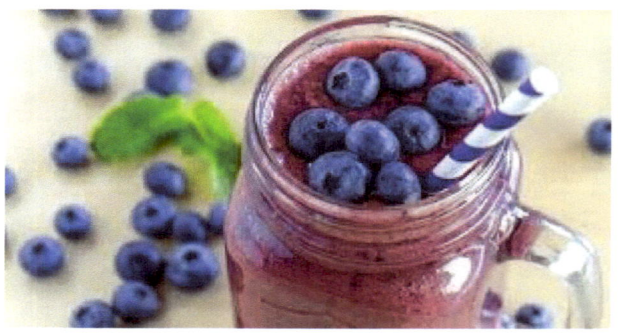

Colocar os ingredientes no liquidificador e misturar

Ovos Mexidos com Gérmen de Trigo

6 tomates cereja, cortados em quartos

1 pimenta malagueta, sem sementes e cortada em quartos

1 dente de alho

1 xícara de cebola branca picada

2 colheres de azeite

¼ colher de chá de sal

¼ colher de chá de pimenta do reino (ou a gosto)

2 colheres de chá de vinagre de vinho

8 colheres de chá de germe de trigo torrado

½ xícara de queijo baixo em gordura

8 tortilhas de milho

8 ovos

Molho picante, a gosto

2 colheres de coentro fresco picado para decoração

8 fatias de limão, para decorar

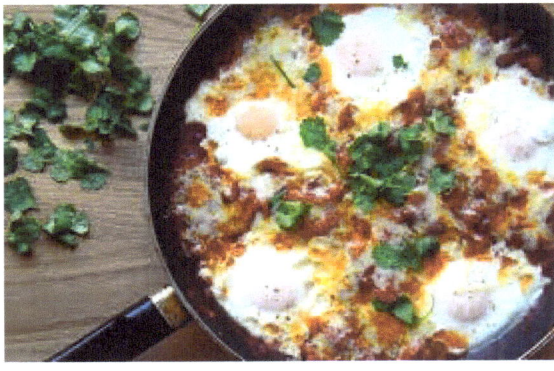

Pré-aquecer o forno a uma temperatura de 220°C.

Em uma tigela grande misturar o tomate, malagueta, alho e cebola.

Adicionar 1 colher de azeite, sal e pimenta a gosto.

Transferir para uma forma de forno e assar por 20 minutos, até que os vegetais estejam cozidos.

Retirar os legumes do forno e colocar no processador de alimentos; adicionar vinagre de vinho e triturar até que a consistência seja homogênea ou a desejada.

Transferir para uma tigela e reservar até que esteja pronto para usar.

(Nota: O molho pode ser feito com 2 dias de antecedência e aquecido antes de passar para a próxima etapa).

Aquecer o forno a uma temperatura de 180°C. Enrolar as tortilhas de milho em papel de alumínio e esquentar no forno por cerca de 3 minutos. Uma vez quente, retirar o papel alumínio e colocar as tortilhas em duas placas para cozer.

Colocar aproximadamente 3 colheres de sopa do molho sobre cada tortilha e polvilhar com 1 colher de chá de gérmen de trigo e 1 colher de sopa de queijo ralado.

Colocar no forno até que os ovos estejam prontos, a seu gosto. Em uma frigideira antiaderente grande, aquecer 1 ½ colheres de sopa de azeite em fogo médio-alto.

Dependendo do tamanho da sua frigideira, colocar de 2 a 4 ovos e cozinhar por 1 ou 2 minutos.

Virar os ovos e cozinhar 1 a 2 minutos ou até desejado.

Retirar do fogo.

Retirar as tortilhas do forno e colocar um ovo em cima de cada uma.

Repetir com os ovos restantes.

Servir imediatamente com molho picante, coentro e limão.

Waffles de Abobora com Gérmen de Trigo

1 xícara de mistura para Waffles

½ xícara de gérmen de trigo com mel crunch

¾ xícara soro de leite desnatado

¼ xícara de conserva de abóbora

3 colheres de sopa de óleo vegetal

½ colher de chá de canela

1 ovo

2 colheres de açúcar mascavo

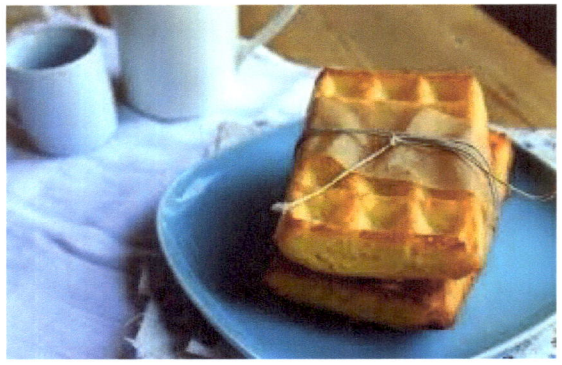

Pré-aquecer o ferro de waffles.

Se você usa um ferro de waffle antiaderente, não é necessário usar óleo.

Se você usa um que requer óleo, siga as instruções do fabricante.

Em uma tigela grande, misturar todos os ingredientes.

Colocar 1/3 da massa no centro do ferro de waffles pré-aquecido, fechar a tampa e cozinhar por 3 a 5 minutos, ou de acordo com as instruções do fabricante.

Cuidadosamente com um garfo, retirar o waffle do ferro.

Servir os waffles com xarope de maple, geleia ou um pouco de açúcar em pó.

Nota: Enquanto os outros waffles são cozidos,

Mantenha quentes os waffles preparados no forno a 100°C.

Almoço

Salada de Ovos e Cogumelos

Preparar 4 ovos bem cozidos, picados.

Fritar 2 xícaras de cogumelos em fatias e 1 xícara de cebola picada em 1/3 de xícara de azeite.

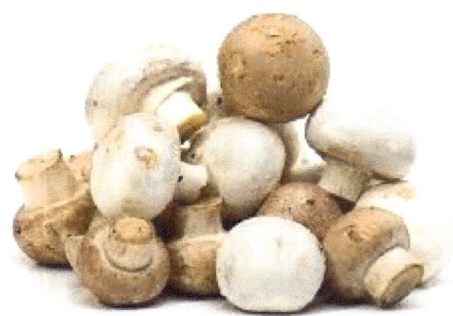

Misturar com os ovos, 3 colheres de creme azedo, salsa picada e sal e pimenta.

Servir com pão de centeio torrado.

Atum Crocante

1 fatia de pão de brotos de gergelim

2 onças de atum enlatado em água

2 colheres de sementes de girassol

1 fatia de queijo provolone

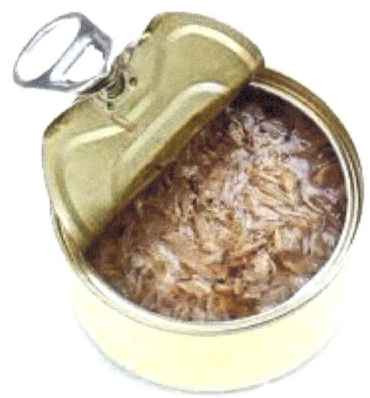

Torrar ligeiramente o pão e depois colocar em cima o atum, sementes de girassol e queijo.

Colocar no grill para esquentar o atum e derreter o queijo.

Salada Verde com Nozes e Sementes

Molho:

      2 colheres de suco de limão (1 limão)

      1 colher de vinagre balsâmico

      1 colher de mostarda

      ½ colher de chá de sal

      2 colheres de azeite

      1 colher de suco de laranja

      1/8 colher de sopa de pimenta do reino

Salada:

      2 corações de alface em pedaços pequenos

      2 xícaras de folhas de espinafre

      1 ½ onças de queijo feta, esfarelado

      1 pacote de tomates cereja, cortados ao meio

      ½ pacote de metades de noz, torradas e picadas

      ¼ pacote de sementes de girassol torrado sem sal

      ¼ pacote de pinhões torrados

Preparar o molho:

Misturar o suco de limão, vinagre, mostarda e sal em um pote com tampa. Agitar para dissolver a mostarda e o sal. Adicionar o azeite, o suco de laranja e a pimenta.

Cobrir e agitar bem.

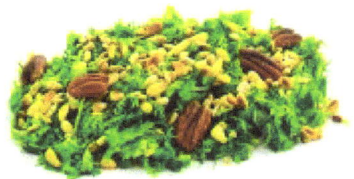

Preparar a salada:

Misturar todos os ingredientes da salada em uma tigela grande.

Despejar o molho sobre a salada e misturar com cuidado.

Salada com Atum e Nozes

1 lata de atum em água, com carne branca (em uma única peça)

1 talo de aipo, picado

4 rabanetes picados

1 colher de cebola roxa picada

½ maçã Smith, picada

2 ou 3 colheres de salsa picada

2 colheres de suco de limão

3 ou 4 colheres de maionese light

¼ xícara de nozes picadas, levemente torradas

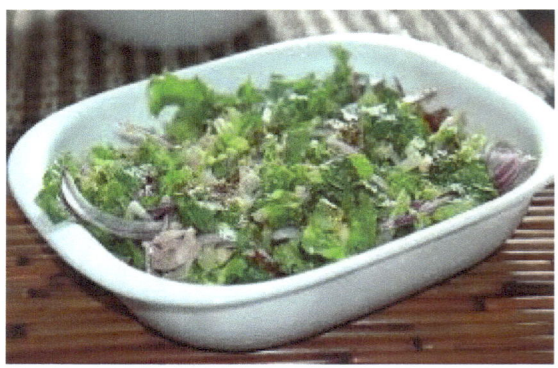

Colocar o atum em uma tigela e separar com um garfo as laminas.

Adicionar os ingredientes restantes e misturar bem.

Sanduíche de Tomate, Abacate e Alface

Faça um sanduíche com fatias de abacate, maionese, alface, tomate, pepino e pão de trigo integral.

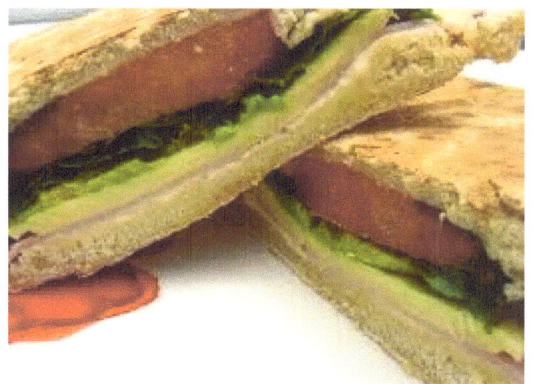

Salada de Frango Grelhado com Manga e Abacate

2 colheres de azeite

2 colheres de suco de limão natural

2 colheres de chutney de manga

1 colher de molho de soja; se possível de baixo teor de sódio

¾ colher de chá de gengibre fresco descascado ralado

4 metades de peito de frango sem pele e sem ossos

Spray de cozinha

8 xícaras de mistura de alface

1 xícara de polpa de manga em cubinhos

¾ xícara de abacate cortado em cubinhos

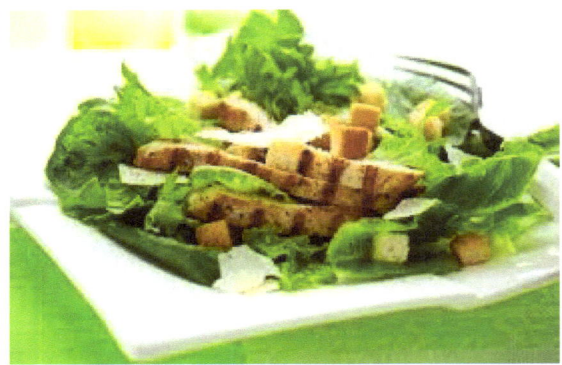

Misturar o suco de limão, molho de pimenta, molho de soja e gengibre em uma tigela pequena.

Colocar o frango em um prato grande e polvilhar com 2 colheres da mistura sobre o frango, reservando o restante para a salada.

Virar o frango para pulverizar e deixar descansar por 5 minutos.

Colocar o frango na grelha, com azeite pulverizado; alguns minutos de cada lado ou até o frango estar feito, polvilhar com a mistura antes de virar o frango.

Cortar o frango transversalmente em tiras.

Dividir a alface, manga e abacate em 4 pratos.

Colocar o frango sobre a alface.

Regar com a mistura reservados sobre a salada.

Salada de Bife BLT

400 gramas de filé, cortado

¾ colher de chá de sal

¼ colher de chá de pimenta do reino

Spray de cozinha

1 colher de azeite

1 colher de vinagre de maça

1 colher de chá de mostarda Dijon

6 xícaras de alface em pedaços pequenos

1 xícara de tomates cereja, cortados ao meio

1 cebola roxa pequena, finamente picada

¼ xícara de pedaços de queijo azul

2 tiras de bacon de peru, fritado e desfiado

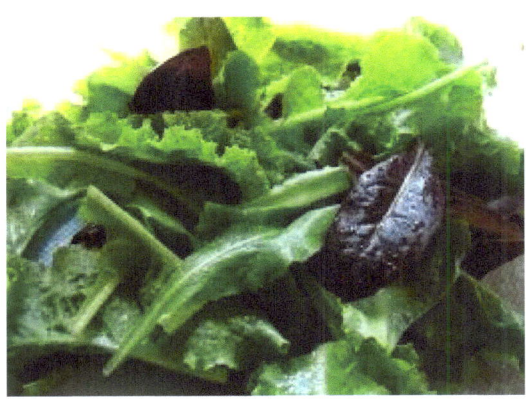

Polvilhar sobre a carne 1/2 colher de chá de sal e pimenta.

Pulverizar azeite numa frigideira antiaderente, esquentar a fogo médio-alto.

Colocar a carne e cozinhar por 5 minutos de cada lado, ou a gosto.

Transferir a carne para uma tábua de cortar e deixar descansar por 5 minutos.

Cortar os filés contra ângulo, em 12 tiras.

Enquanto isso, bater em uma tigela grande o óleo, vinagre, mostarda e 1/4 colher de chá de sal.

Adicionar a alface, tomates e cebolas e mexer para misturar bem.

Transferir a salada para um prato.

Cobrir com as fatias de carne e polvilhar com queijo e bacon.

Servir imediatamente.

Salada de Frango e Abacate

2 colheres de azeite

2 colheres de suco de limão natural

3/8 colher de chá de sal kosher

1/8 colher de chá de pimenta do reino

2 xícaras de peito de frango desfiado, sem pele, desossado e cozido

¼ xícara de coentro fresco picado

¾ xícara de molho

1 abacate maduro picado

3 onças chips (ou batatas fritas) de pacote

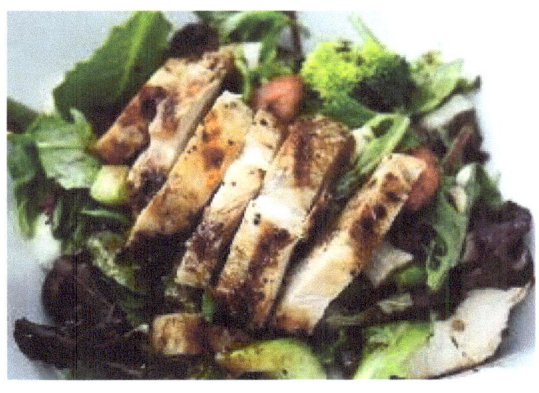

Misturar os 4 primeiros ingredientes em uma tigela média, mexendo com um batedor.

Adicionar o frango e coentro; mexer para combinar.

Misturar delicadamente o molho e abacate.

Servir com os chips.

Molho Chile

Esta é uma ótima receita para preparar previamente e deixar preparada.

800 gramas de bife

1 cebola picada

3-4 dentes de alho picado

200 gramas de feijão vermelho, lavado e escorrido

400 gramas de molho de tomate

1 garrafa de cerveja preta

350 cl. de caldo de carne

150 gramas de extrato de tomate

5 pimentas bode verde picadas

2 colheres de malagueta em pó

1 colher de molho Worcestershire

2 colheres de chá de cominho

1-2 colheres de chá de pimenta vermelha em pó

1 colher de chá de páprica doce

1 colher de chá de molho picante

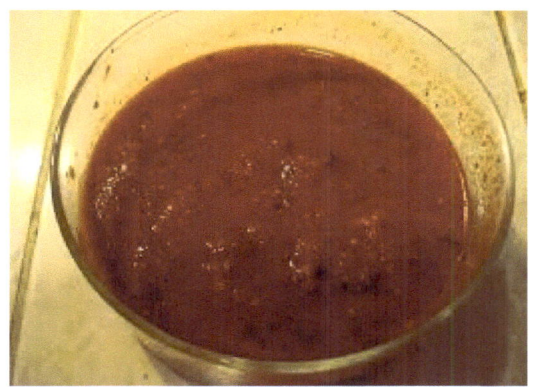

Acompanhamento: fatias de malagueta em vinagre em conserva.

Cozinhar os 3 primeiros ingredientes em uma panela em fogo médio, mexendo, até que a carne esteja macia e não de cor de rosa.

Escorrer muito bem.

Misturar a carne, feijão e outros 11 ingredientes na panela; deixar ferver.

Reduzir o calor e cozinhar por 3 horas ou até engrossar.

Decorar se desejado.

Wrap de Atum Mediterrâneo

2 latas de atum em água, bem escorrido.

¼ xícara de cebola roxa finamente picada

¼ xícara de salsa picada

¼ xícara de azeitonas picadas

3 colheres de azeite

½ colher de chá de raspas de limão

2 colheres de suco de limão natural

Sal

Pimenta do reino moída

6 xícaras de alface mista lavadas

4 pães de forma integral

2 tomates grandes em fatias

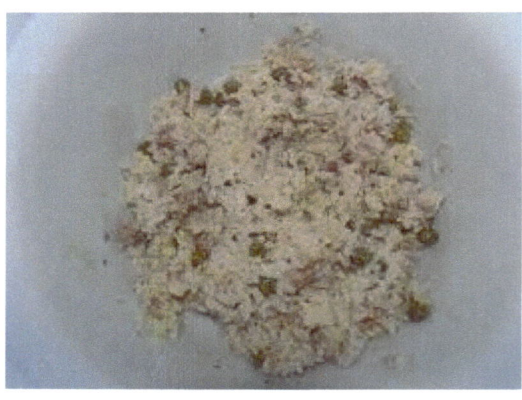

Em uma tigela média, misturar o atum, cebola, salsa e azeitonas.

Em uma tigela pequena, misturar o azeite, as raspas, suco de limão, sal e pimenta.

Verter 2/3 do molho sobre a mistura de atum e misturar.

Em outra tigela, despejar o resto do molho sobre os legumes e misturar.

Colocar uma pequena quantidade de salada de atum sobre cada pedaço de pão.

Cobrir com 1 ½ xícaras de legumes e fatias de tomate.

Enrolar o pão e servir.

Janta

Costeletas de Porco Assadas com Abóbora e Couve

1 abóbora pequena, descascada, sem sementes e cortada em pedaços pequenos

¼ xícara de folhas de sálvia fresca

2 ½ colheres de azeite

Sal kosher e pimenta do reino

4 costeletas de porco com osso (cada um de 2,5 cm de espessura, cerca de 800 g no total)

2 dentes de alho, finamente laminados

Folhas de couve, sem os centros das folhas e cortadas em pedaços (aproximadamente 14 xícaras)

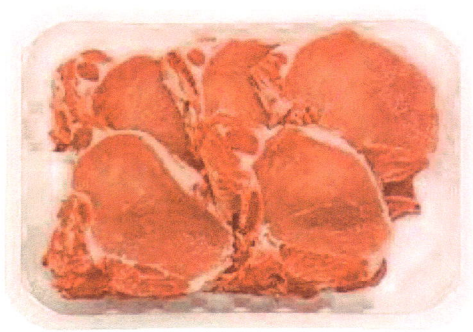

Aquecer o forno a 220°C.

Em uma assadeira grande, colocar a abóbora e cobrir com a sálvia fresca, 1 colher de óleo, ½ colher de chá de sal e ¼ colher de chá de pimenta.

Cozinhar mexendo ocasionalmente, até que esteja macia, de 30 a 35 minutos.

Quando a abóbora já cozinhou por 20 minutos, esquentar 1 colher de óleo restante em uma frigideira grande em fogo alto.

Temperar a carne de porco com ½ colher de chá de sal e ¼ colher de chá de pimenta.

Assar o frango de 3 a 5 minutos de cada lado.

Transferir a carne de porco à forma do forno com a abóbora e assar até que a carne de porco esteja cozida, de 6 a 8 minutos.

Entretanto, adicionar o óleo restante na frigideira, em fogo médio.

Adicionar o alho e cozinhar, mexendo, até dourar, cerca de 30 segundos.

Adicionar a couve, ¼ xícara de água e ¼ colher de chá de sal.

Cozinhar, misturar a couve e raspar qualquer pedaço marrom no fundo da panela, até que a couve esteja macia, de 5 a 7 minutos.

Servir com a carne de porco e abóbora.

Sopa Minestrone e Acelga

1 colher de azeite

1 cebola picada

2 dentes de alho picados

Sal grosso e pimenta, a gosto

2 colheres de extrato de tomate

400 gramas de acelga, sem os centros das folhas e cortadas em pedaços (não usar faca)

½ colher de chá de tomilho seco

½ colher de chá de flocos de pimenta vermelha

400 gramas de feijão branco (cozido), lavado e escorrido

1 lata (uns 350 gramas) de tomates inteiros, cortado em pedaços

Queijo parmesão ralado

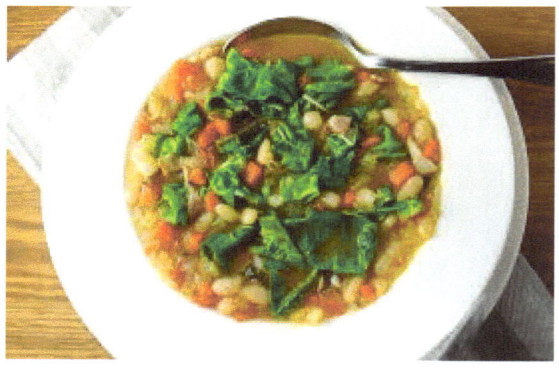

Em uma frigideira grande, aquecer o azeite em fogo médio.

Adicionar a cebola e o alho, temperar com sal e pimenta.

Cozinhar mexendo ocasionalmente, até que esteja macia, de 5 a 6 minutos.

Adicionar a extrato de tomate e cozinhar, mexendo, uns 30 segundos.

Adicionar a acelga, tomilho e os flocos de pimenta vermelha.

Cozinhar mexendo ocasionalmente, até que a acelga esteja macia, de 2 a 4 minutos.

Colocar 1/4 do feijão em uma tigela e amassar com as costas de uma colher (isso ajudará a engrossar a sopa).

Adicionar o resto do feijão na frigideira, o tomate com seu suco e 4 xícaras de água.

Deixar ferver, reduzir o fogo, tampar e cozinhar até tudo ficar macio, de 10 a 15 minutos.

Temperar com sal e pimenta e servir com queijo parmesão ralado, se desejar.

Quiche com Cogumelos, Acelga e Cheddar

Para a Crosta

> 2 pedaços de manteiga sem sal, cortadas em pedaços pequenos e congelada até ficar firme
>
> 2 2/3 xícaras de farinha sem bromo, e um pouco mais para a superfície

Sal grosso

1 ovo grande, mais 1 gema de ovo

¼ de xícara mais 3 colheres de água gelada

Pulverizador com óleo vegetal

Para o Recheio

3 colheres de manteiga sem sal

400 gramas de cogumelos, cortados

Sal grosso e pimenta, a gosto

2 dentes de alho picados

300 gramas de acelgas, sem os centros das folhas e cortadas em pedaços (aproximadamente 14 xícaras)

9 ovos

3 ¼ xícaras de creme de leite half & half

2 ½ xícaras de queijo cheddar branco ralado (180 gramas)

Fazendo a Crosta:

Misturar a manteiga, farinha e 1 colher de chá de sal em um processador de alimentos até que se assemelhe a uma farinha grossa, em alguns pedaços grandes.

Bater o ovo, a gema de ovo e água.

Misturar a preparação da farinha, incorporar a mistura de ovos, para formar a massa.

Colocar a massa sobre um filme plástico; formar um retângulo e envolver.

Deixar na geladeira até ficar firme, pelo menos 1 hora.

Esticar a massa em um retângulo de 40 x 50 cm (aprox.) sobre uma superfície enfarinhada.

Deixar na geladeira até ficar firme, pelo menos 15 minutos.

Cobrir uma bandeja assadeira com spray de cozinha.

Colocar a massa sobre a forma.

Dobrar o excesso para baixo e apertar para formar uma crosta que se estenda 1,50 cm acima da borda.

Deixar na geladeira até ficar firme, pelo menos 30 minutos.

Pré-aquecer o forno a 280° C, com uma grade na posição do meio e o outra no inferior.

Alinhar a massa na folha de forno, pressionar e deixar uma saliência de 5 cm nas laterais.

Cobrir com feijão ou grão de bico seco para mantê-la assim.

Dobrar a folha sobre as bordas da crosta.

Assar na grade inferior, virando na metade da cocção, por 40 minutos.

Retirar o feijão e a folha de cozimento.

Assar até ficar dourada e crocante, geralmente de 15 a 17 minutos.

Deixar esfriar ligeiramente sobre uma grade.

Reduzir a temperatura do forno para 180°C.

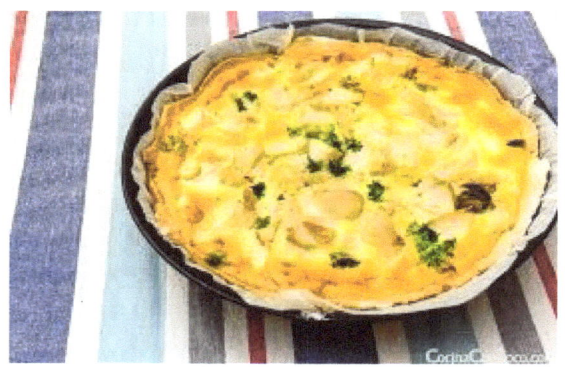

Fazendo o Recheio:

Aquecer 2 colheres de manteiga em uma frigideira grande em fogo alto.

Cozinhar os cogumelos até ficar macios, cerca de 8 minutos (regular a temperatura, se necessário).

Temperar com ½ colher de chá de sal e um pouco de pimenta; reservar em uma tigela.

Deixar esfriar a frigideira.

Adicionar o restante da manteiga.

Cozinhar o alho em fogo baixo, mexendo sempre, até dourar, cerca de 1 minuto.

Adicionar a acelga; temperar com ½ colher de chá de sal e um pouco de pimenta.

Cozinhar com a tampa, mexendo ocasionalmente, até ficar macias, cerca de 6 minutos.

Aumentar o calor

Cozinhar até o líquido evaporar.

Misturar a acelga com os cogumelos.

Deixar esfriar um pouco.

Em uma tigela, bater os ovos com o creme e 2 colheres de chá de sal.

Polvilhar 1 ¼ xícaras de queijo sobre a massa de torta.

Espalhar a mistura de acelga e cogumelos em cima.

Polvilhar com o queijo restante.

Lentamente e de forma uniforme despejar o creme sobre o queijo e os legumes.

(Não deve ser mais de 1 cm. na parte superior da crosta).

Assar na grade do meio, virar na metade do cozimento, até que o creme estiver cozido, de 35 a 45 minutos.

Deixar em uma grade por 15 minutos.

Cortar em quadrados.

Servir imediatamente.

Mero no Vapor com Couve e Nozes

4 a 6 filetes de mero sem pele

3 colheres de azeite

Sal kosher e pimenta do reino

1 limão, fatiado

3 colheres de manteiga sem sal

½ xícara de nozes picadas

2 dentes de alho picados

8 xícaras de couve, sem os centros das folhas e cortadas em pedaços.

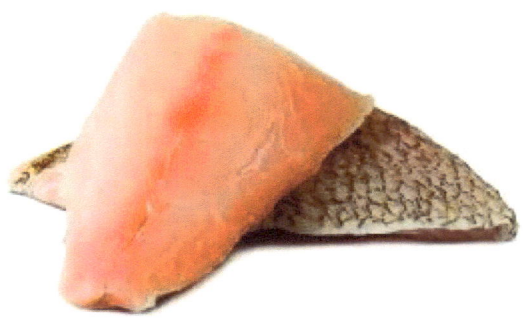

Aquecer o forno a 200°C.

Cobrir ambos os lados do peixe com 1 colher de azeite.

Colocar em uma única camada em uma bandeja de assar.

Temperar com ½ colher de chá de sal e ¼ colher de chá de pimenta.

Colocar as fatias de limão por cima e assar até que o peixe fique opaco, cerca de 15 minutos.

Enquanto isso, em uma frigideira grande, derreter 2 colheres de sopa de manteiga em fogo médio.

Adicionar as nozes.

Mexer ocasionalmente até dourar ligeiramente, cerca de 3 minutos.

Retirar da frigideira e servir.

Adicionar à frigideira o alho e as 2 colheres do óleo restante e 1 colher de manteiga.

Cozinhar por 30 segundos.

Adicionar a couve, o copo de água e a colher de chá de sal e mexer.

Cozinhar com a tampa, mexendo ocasionalmente, até ficar macias, cerca de 5 minutos.

Adicionar as nozes.

Servir com o peixe.

Sopa de Repolho e Feijão branco

2 colheres de azeite

4 dentes de alho picados

2 talos de aipo, fatiado

1 cebola grande picada

Sal kosher e pimenta do reino

400 gramas de feijão branco (cozido), lavado e escorrido

1 xícara de macarrão para sopa pequena

8 xícaras de repolho, sem os centros das folhas e cortado em pedaços

2 colheres de alecrim fresco picado

½ xícara de queijo parmesão ralado (60 g), mais um pouco da casca do queijo (opcional)

1 colher de suco de limão

1 fatia de pão, quente

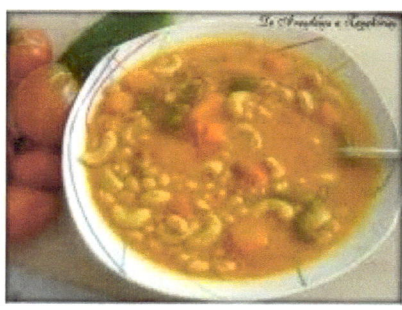

Aquecer o azeite em uma panela grande em fogo médio-alto.

Adicionar o alho, aipo, cebola, 1 ½ colher de chá de sal e ½ colher de chá de pimenta e cozinhar, mexendo ocasionalmente, até que esteja macio, de 4 a 6 minutos.

Adicionar o feijão, macarrão, repolho, romero, 8 copos de água e a casca de queijo parmesão (se estiver usando).

Cobrir e deixar ferver.

Reduzir o fogo e cozinhar em fogo baixo até o macarrão e o repolho ficar macios, de 4 a 5 minutos.

Retirar a casca do queijo parmesão.

Adicionar o suco de limão e salpique com lascas de parmesão antes de servir.

Servir com o pão.

Lombo de Porco com Molho de Cogumelos

450 gramas de lombo, cortado

¾ colher de chá de sal kosher, dividida

½ colher de chá de pimenta do reino

2 colheres de azeite

1 pacote (220 g) de cogumelos fatiados

3 dentes de alho picados

2 colheres de chá de vinagre de vinho branco

1 xícara de caldo de galinha, sem gordura e com baixo teor de sódio

¼ xícara de creme azedo

2 colheres de chá de mostarda de Dijon

3 colheres de salsinha fresca picada

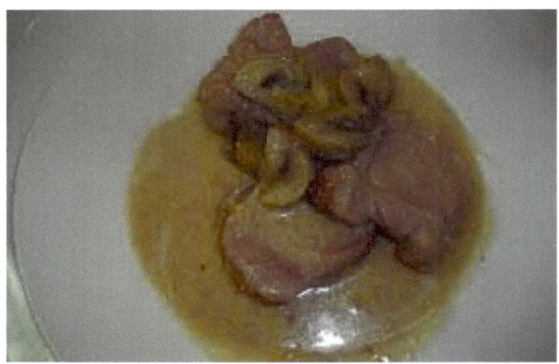

Colocar uma pequena assadeira no forno.

Aquecer o forno a 210°C.

Temperar a carne de porco com ½ colher de chá de sal e pimenta.

Untar a assadeira com 1 colher de azeite de oliva.

Colocar o lombo sobre a forma.

Assar a 220°C por 20 minutos ou até que um termômetro inserido na parte mais grossa de porco registre 75°C, dando a volta após 10 minutos.

Retirar a carne da assadeira e deixar repousar 10 minutos.

Colocar a assadeira no fogão a fogo médio-alto.

Untar a assadeira com 1 colher de azeite de oliva.

Adicionar os cogumelos, refogar por 4 minutos, mexendo de vez em quando.

Adicionar o alho e refogar 1 minuto, mexendo sempre.

Adicionar o vinagre e deixar ferver, raspando a assadeira para liberar o que pregou.

Cozinhar 1 minuto ou até que o líquido tenha evaporado quase todo, mexendo de vez em quando.

Adicionar o restante do sal e do caldo, deixar ferver.

Cozinhar até que o líquido é reduzido para 1/3 de xícara (aproximadamente 7 minutos).

Retirar do fogo e adicionar o creme azedo e a mostarda.

Cortar o lombo transversalmente em tiras.

Colocar a carne de porco em 4 pratos e em cima de cada porção colocar aproximadamente 2 ½ colheres de molho.

Decorar com salsinha picada.

Abobrinha Refogada com Sementes de Girassol

2 colheres de sopa de azeite

6 dentes de alho picados

1 colher de chá de flocos de pimenta vermelha

1 kg. de abóboras frescas sortidas

(abobrinha, abóbora amarela e outras), finamente cortada em fatias

¼ colher de chá de sal

1 xícara de sementes de girassol

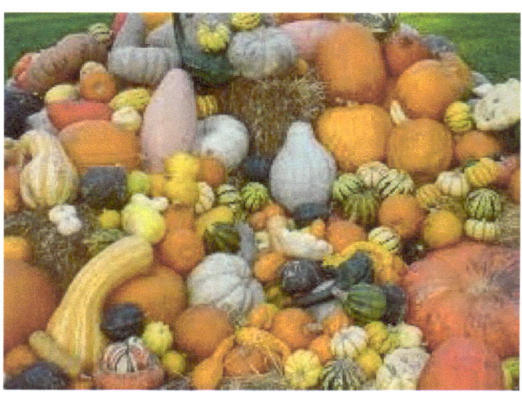

Em uma frigideira grande em fogo médio, misturar o azeite, o alho e a pimenta em flocos.

Cozinhar mexendo ocasionalmente durante 2 a 3 minutos, ou até o alho começar a dourar.

Adicionar a abóbora e o sal.

Misturar.

Cobrir, reduzir o fogo para médio-baixo e cozinhar por 30 minutos, mexendo ocasionalmente, até que a abóbora comece a quebrar.

Destapar a frigideira e aumentar o fogo para médio.

Cozinhar de 10 a 12 minutos ou até que o líquido está quase acabando.

Dividir em 8 pratos, polvilhar as sementes de girassol.

Aspargos Assados com Castanhas

900 gramas de aspargos, cortados

3 colheres de azeite

1 xícara (aprox. 80 g) de castanhas, torradas e picadas

3 colheres de vinho branco seco

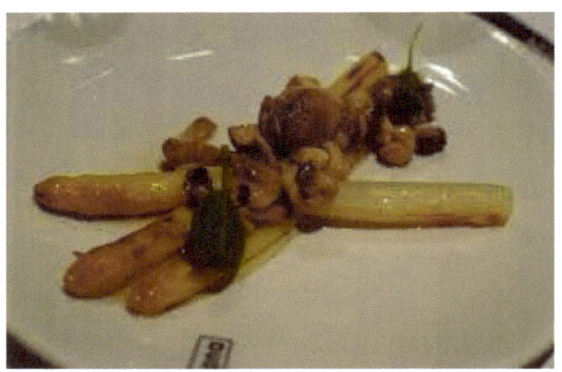

Aquecer o forno a 180°C.

Untar a assadeira com 1 colher de azeite de oliva.

Refogar os aspargos com 2 colheres de sopa de azeite na assadeira preparada.

Polvilhar com sal e pimenta do reino.

Assar até que os aspargos estejam macios, cerca de 15 minutos.

(Podem ser preparados 3 horas antes. Deixar descansar em temperatura ambiente).

Aquecer 1 colher de azeite em uma frigideira grande em fogo médio-alto.

Adicionar os aspargos, nozes e vinho.

Misturar até que os aspargos estejam quentes, cerca de 3 minutos.

Temperar com sal e pimenta, a gosto.

Vieiras com Molho de Manteiga, Alho e Salsinha

4 fatias grossas de pão torrado

2 colheres de sopa de manteiga

1 ½ colheres de azeite

750 gramas de vieiras frescas ou congeladas, descongeladas, lavadas e bem secas.

4 dentes de alho picados

½ colher de vinho branco

2 colheres de suco de limão

¼ colher de salsinha fresca picada

4 colheres de sopa de manteiga gelada, cortada em cubos

1 pitada de pimenta de Caiena

Sal e pimenta do reino a gosto

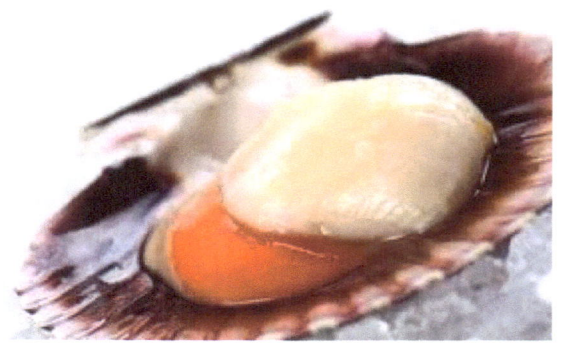

Espalhar ½ colher de manteiga em cada um dos lados do pão torrado.

Reservar.

Aquecer o azeite em uma frigideira em fogo alto.

Quando o azeite começar a fumar, colocar as vieiras.

Cozinhar por 30 segundos sem mexer.

Mover as vieiras na frigideira e adicionar o alho.

Cozinhar até dourar, cerca de 30 segundos.

Adicionar o vinho e suco de limão, deixar ferver e então deixar cozinhar por 30 segundos.

Misturar a salsa e a manteiga fria e retirar do fogo.

Quando a manteiga estiver derretida, adicionar o sal, pimenta do reino e pimenta caiena.

Colocar as vieiras nas torradas com manteiga e servir imediatamente.

Tacos de Camarão com Lima e Coentro

300 gramas de camarão médio, descascado, sem veias, cozido

350 gramas de feijão preto (cozido), lavado e escorrido

¼ xícara de cebolinha picada

1 xícara de abacate cortado em cubinhos

1/4 colher de chá de pimenta do reino

½ xícara de molho verde

¼ xícara de coentro fresco picado

2 colheres de suco de limão natural

8 Tortilhas

1 ¼ xícaras de pimentão vermelho, cortado em tiras (cerca de 1 pimentão)

Fatias de limão, para servir

Coentro fresco picado para decorar

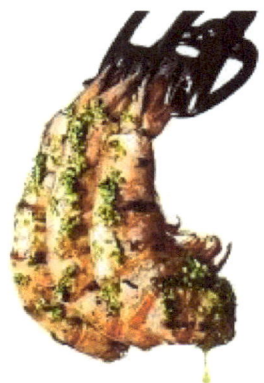

Misturar o camarão, feijão, cebolinha e abacate.

Temperar com pimenta. Em uma tigela separada, misturar a salsa, coentro e suco de limão.

Misturar a mistura de camarão com ¼ de xícara de molho.

Colocar as tortilhas num prato adequado para micro-ondas, de 2 em 2.

Colocar uma toalha de papel úmida sobre as tortilhas e colocar no micro-ondas em ALTA temperatura por 30 segundos.

Colocar 3 ou 4 tiras de pimentão no centro de cada tortilha.

Cobrir com ½ xícara da mistura de camarão e feijão.

Regar cada taco com 1 colher da mistura de molho verde.

Servir com fatias de limão e coentro.

Guisado de Cordeiro

1 pá de cordeiro de cerca de 600 gramas, cortada em cubos grandes

2 copos de vinho tinto

2 colheres de manteiga

1 colher de extrato de tomate

2-3 dentes de alho picados

1 cebola média, picada

1 folha de louro

6 folhas de aipo picado

350 gramas de grão de bico (cozido), lavado e escorrido

1 batata grande, descascada e picada

1 cenoura grande, descascada e picada

2–3 xícaras de caldo de carne ou água

Sal marina e pimenta do reino a gosto

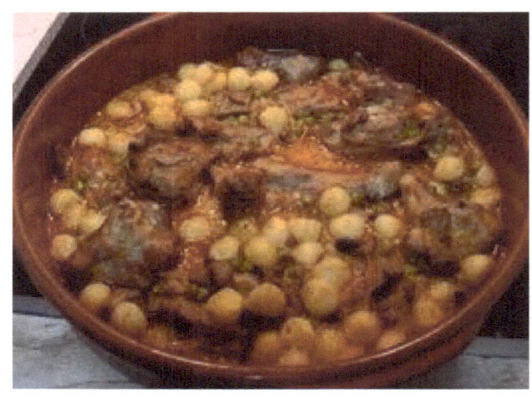

Deixar marinar o cordeiro no vinho tinto por 24 horas.

Isso ajuda a amaciar a carne e dar sabor.

Retirar os pedaços da marinada e secar com papel de cozinha.

Aquecer uma frigideira grande com uma colher de azeite e dourar o cordeiro por todos os lados (cerca de 3 minutos).

Temperar com sal e pimenta, a gosto.

Enquanto o cordeiro dourar, aquecer uma panela com o restante do azeite e refogar a cebola, o alho e extrato de tomate por um par de minutos.

Em seguida, adicionar os pedaços de cordeiro dourados.

Colocar na frigideira uma xícara de caldo ou água e depois de dar uma fervura, adicionar o líquido na panela.

Despejar o restante do caldo de carne ou água sobre o cordeiro e deixar em fogo baixo.

Adicionar a folha de louro e cobrir parcialmente com uma tampa.

Cozinhar por 1 ½ horas em fogo baixo.

Se o líquido do guisado é muito baixo, adicionar mais água ou caldo.

Deve ter o líquido suficiente para cobrir a carne.

Neste ponto, experimentar os condimentos e, se necessário, adicionar mais sal e pimenta do reino a gosto.

Também deve adicionar os ingredientes restantes e continuar cozinhando em fogo baixo por mais 30-45 minutos.

O prato está pronto quando o cordeiro está macio.

Sobremesa

Lembre-se que o açúcar está na lista dos itens para evitar. No entanto, ocasionalmente pode desfrutar de uma sobremesa com um pouco de açúcar, sem exagerar na quantidade.

Cookies de Banana e Sementes de Girassol

3 bananas maduras esmagadas

½ colher de chá de óleo de canola

½ xícara de açúcar

2 xícaras de farinha branca sem bromo

1 xícara de sementes de girassol

1 colher de chá de fermento em pó

1 colher de chá de bicarbonato de sódio

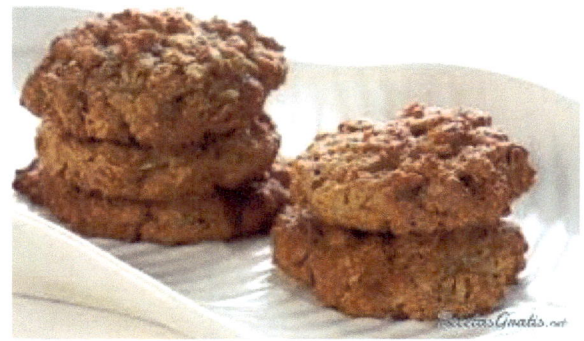

Aquecer o forno a 180°C.

Cobrir uma bandeja assadeira com spray de cozinha.

Em uma tigela grande, usar a batedeira em velocidade média para triturar juntos a banana, óleo e açúcar durante 1 minuto.

Em outra tigela, misturar a farinha com as sementes de girassol, fermento em pó e bicarbonato de sódio.

Adicionar a mistura de farinha na mistura de banana.

Misturar bem para integrar.

Deixar esfriar na geladeira por 30 minutos.

Colocar colheradas da massa sobre papel manteiga ou na assadeira do forno, colocados separados um do outro cerca de 5 cm.

Assar por 10 minutos ou até que esteja dourado.

Cookies de Chocolate Amargo e Nozes

5 colheres de manteiga

¼ xícara de açúcar mascavo

¼ xícara de açúcar cristal

1 ovo

1 colher de chá de extrato de baunilha

¾ xícara de farinha de trigo integral

½ colher de chá de bicarbonato de sódio

½ colher de chá de canela

¼ colher de chá de sal

1 ½ xícara de aveia

⅓ xícara de nozes picadas

⅓ xícara de chocolate amargo, em pedaços

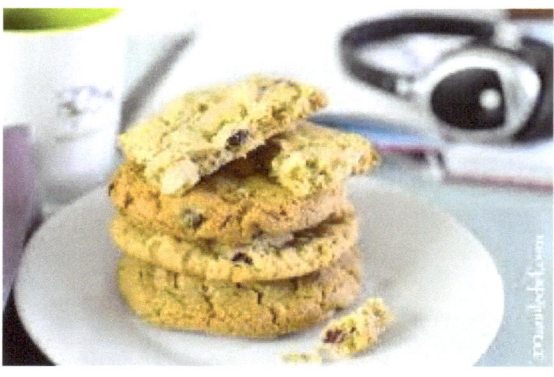

Aquecer o forno a 170°C.

Em uma batedeira, bater a manteiga e o açúcar até ficar cremoso.

Adicionar o ovo e o extrato de baunilha, misturar para integrar.

Em uma tigela média, peneirar a farinha de trigo, bicarbonato de sódio, canela, sal e colocar a aveia.

Adicionar a mistura seca com a manteiga e o açúcar, misturar ficar integrado.

Adicionar as nozes e o chocolate, misturando até ficar incorporado.

Colocar aproximadamente 1 colher de sopa de massa para cada cookie no papel manteiga e cozinhar na forma do forno.

Cozinhar por 8 minutos. (Não cozinhar demais! Elas acabam de cozinhar fora do forno).

Sementes de Abóbora Picantes

1 ½ colheres de sopa de manteiga derretida

¼ colher de chá de sal

1/8 colher de chá de sal de alho

2 colheres de molho Worcestershire

2 xícaras de sementes de girassol cruas

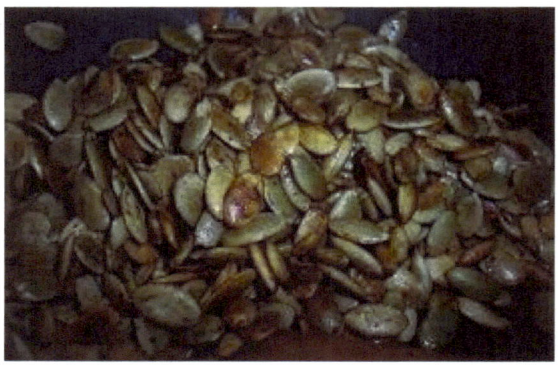

Aquecer o forno a 135°C.

Misturar a margarina, sal, sal de alho, sementes de abóbora e o molho inglês.

Misturar bem e colocar em uma assadeira rasa.

Cozinhar por 1 hora, mexendo ocasionalmente.

Pão de Semente de Linho e Banana

½ xícara de sementes de linho (para triturar)

3 bananas maduras esmagadas

¼ de xícara de óleo de canola

½ xícara de açúcar cristal

62

2 ovos

1 ½ xícaras de farinha branca sem bromo

½ colher de chá de fermento em pó

½ colher de chá de bicarbonato de sódio

¼ colher de chá de sal

¼ de xícara de sementes de linho

½ xícara de tâmaras picadas

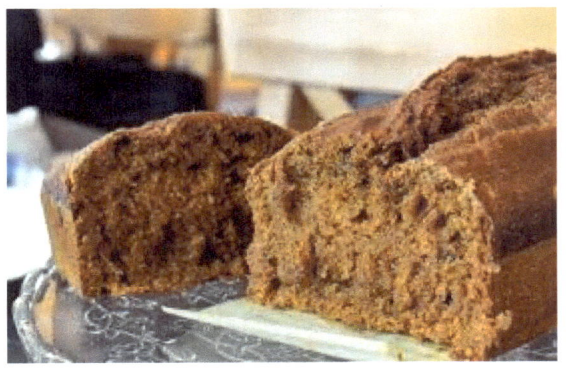

Aquecer o forno a 175°C.

Untar um molde de 10 x 20 cm, aprox.

Usar um moedor de café ou processador de alimentos para triturar ½ xícara de sementes de linho e reservar.

Em uma tigela grande, bater as bananas, óleo, açúcar e ovos.

Em uma tigela separada, misturar a farinha, fermento, bicarbonato, sal, sementes de linho trituradas e ¼ de xícara de semente de linho inteira.

Adicionar a mistura de farinha na mistura de banana.

Incorporar as tâmaras.

Colocar a massa na forma preparada.

Assar no forno pré-aquecido por 55 a 60 minutos, ou até que um palito inserido no pão sai limpo.

Brownies de Abobora e Chocolate Amargo

1 xícara de farinha integral

⅓ xícara de cacau para cozinhar

1 ¼ colher de chá de bicarbonato de sódio

½ colher de chá de sal grosso

1 xícara de pedaços ou pérolas de chocolate amargo

¼ de xícara de óleo de canola

½ xícara de açúcar mascavo light

½ xícara de açúcar

2 claras de ovos grandes

1 colher de chá de extrato de baunilha

1 ½ xícara de abobrinha ralada

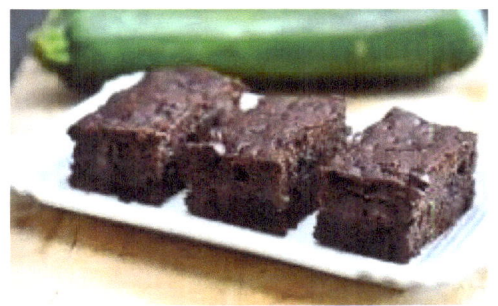

Aquecer o forno a 180°C.

Preparar com papel alumínio um molde quadrado de cerca de 22 cm para assar.

Misturar em uma tigela média a farinha, o cacau, o bicarbonato de sódio e o sal.

Derreter ¾ de xícara de chocolate amargo em uma tigela grande apropriada para micro-ondas, em alta potência (100%) por 1 minuto, mexer até ficar cremoso.

Deixar esfriar um pouco. Adicionar o óleo, açúcar mascavo, açúcar cristal, claras de ovos e extrato de baunilha.

Adicionar a mistura de farinha; incorporar a abobrinha.

Colocar na forma preparada.

Polvilhar com 1/4 de xícara restante de pedaços de chocolate por cima.

Assar por 30 minutos ou até que um palito inserido no centro saia ligeiramente pegajoso.

Deixar esfriar completamente na forma ou em uma grade.

Retirar os brownies da forma; cortar em 16 pedaços.

Pode ser armazenado em um recipiente hermético por até 5 dias.

Parece muito simples, não é verdade?

A vida deve ser simples para poder desfrutar melhor dela. Estas receitas são pensadas para ajudá-lo, e não para lhe dar dores de cabeça.

Deve estar se perguntando o que fazer após seguir todas as receitas.

A resposta a esta pergunta é muito simples, tal como as anteriores. Praticamente tem opções ilimitadas para fazer versões diferentes das receitas, até encontrar a melhor para você.

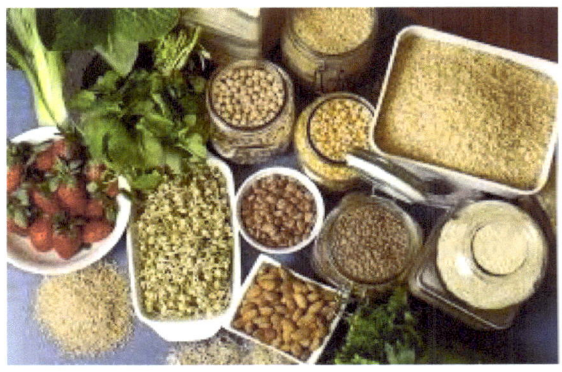

Isso permitirá você mudar temporariamente sua dieta e incorporar muitos outros produtos. "Temporariamente" pode ser uma expressão de tempo relativo, mas como cada pessoa tem diferentes condições, o tempo é diferente para cada um.

Lembre-se que você deve seguir o programa de 4 semanas cada ano do Programa Aumento Natural da Testosterona, e não se preocupar com os suplementos diários, lhe aconselho a fazer em suas férias, um tempo para dedicar à sua saúde e que trará melhorias para o resto do ano, mas em qualquer caso, deve tentar melhorar sua dieta, incorporando os alimentos benéficos descritos nestas receitas.

Você também pode tomar os suplementos naturais descritos no meu livro. Deve encontrar seu próprio ritmo e ver o que funciona melhor em você.

Preste atenção ao seu corpo e veja se os sintomas retornam.

Conclusão

Quando um homem não pode ter sexo normal com sua parceira sexual, pode se sentir muito solitário e deprimido. Isso cria uma cascata de eventos, onde o casal começa a se distância emocional e fisicamente.

As parceiras sexuais normalmente medem seu amor próprio, feminilidade e a desejabilidade, em como os homens respondem a sua sexualidade e são particularmente vulneráveis aos temores de abandono e rejeição. A separação emocional de alguns homens é alimentada nestes medos. As parceiras podem se preocupar pensando que pode ser impotente com elas, mas que pode com as outras, o que as deixa com um sentimento de traição e infidelidade, que muitas vezes não expressam e cresce a cada dia. Esse problema pode levar a um casal à separação por causa dos medos e equívocos, quando na verdade o casal tem de se comunicar.

Quando um homem e uma mulher não podem ter uma relação sexual amorosa devido à perda da Testosterona, um ou ambos os indivíduos podem optar por não praticar sexo com seu parceiro, nem qualquer outro tipo de experiência sexual. Depois de experimentar a dor associada com a rejeição e a falta de empatia e de seu parceiro, os homens e mulheres desviam sua atenção para outros assuntos, a fim de compensar a perda de seu parceiro sexual.

Seguir estas receitas e ler o meu livro **Programa Aumento Natural da Testosterona** significa que tomou uma decisão e quer melhorar certos aspectos importantes da sua vida.

Não é nada para sentir vergonha, ao contrário, quando um tem um problema, é melhor tratá-lo e superá-lo. Depois de ler o guia, você vai saber não só o que fazer para aumentar sua testosterona, se não também encontrar conforto em saber que não está sozinho enfrentando o problema. Também saberá que tem apenas um problema temporário e que logo vai passar.

Portanto, boa sorte com seu tratamento natural e seja otimista.

As coisas vão mudar para melhor!

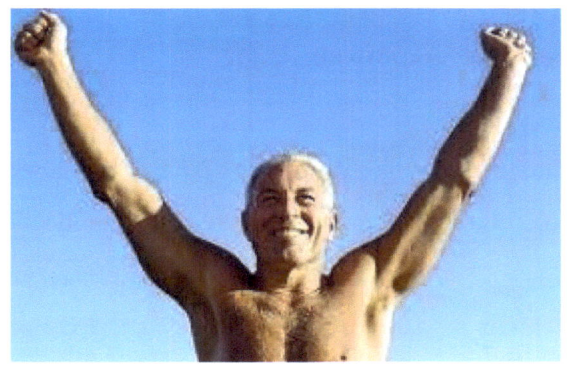

Se sentir de novo como quando era adolescente!

Limitação de Responsabilidade

O autor não assume nenhuma responsabilidade por erros, omissões ou interpretação contrária do conteúdo deste livro.

Por favor, note que as orientações ou recomendações aqui presentes não são substitutas do aconselhamento médico. Você concorda que faz uso de parte ou todas as informações deste livro em seu próprio risco. O autor não é responsável por quaisquer danos que possam resultar de seguir os conselhos dados neste livro.

Se você está se medicando ou tem dúvidas sobre os conselhos dados aqui, consulte o seu médico sem demora!